AF463580

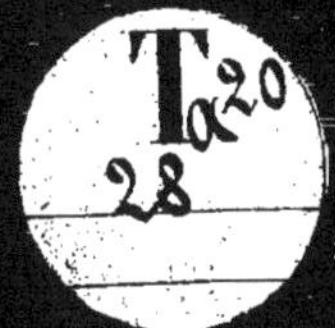
Tα20
28

ASSOCIATION FRANÇAISE

POUR

L'AVANCEMENT DES SCIENCES

CONGRÈS DE LILLE

1874

M

PARIS

AU SECRÉTARIAT DE L'ASSOCIATION

76, rue de Rennes.

ASSOCIATION FRANÇAISE

POUR L'AVANCEMENT DES SCIENCES

Congrès de Lille — 1874.

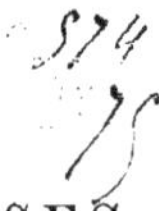

M. J. ASSÉZAT

RECHERCHES SUR LES PROPORTIONS DU SQUELETTE DE LA FACE

— *Séance du 24 août 1874.* —

I.

La face peut être étudiée seule ou bien dans ses rapports avec le crâne cérébral. Il ne sera question ici que de la face isolée et de la comparaison de ses diverses mesures entre elles.

Ces mesures seront d'une part la hauteur et la largeur qui me donneront l'indice facial, et d'autre part la hauteur et les profondeurs perpendiculaire et oblique à cette hauteur prise sur une verticale qui me conduiront à la construction du *triangle facial*, que j'appellerai *interne* pour le distinguer du triangle facial connu, dont l'un des sommets est le point auriculaire, situé à l'extérieur du crâne.

Je commencerai par l'indice facial, mais avant d'en entamer l'étude, il est utile de s'entendre sur les limites mêmes de la face.

Pour sa largeur, il n'y a point de divergence entre les divers observateurs. On s'accorde, tant cela est naturel, à prendre la distance *maxima* des arcades zygomatiques. Pour la hauteur, on n'est pas aussi bien d'accord.

Il est assez généralement admis que quoique la face soit ostéologiquement limitée par la suture naso-frontale et le bord alvéolaire, on doit cependant considérer comme en faisant partie la portion du frontal qui s'étend du point nasal au point sus-orbitaire. M. Broca a insisté sur la nécessité de cette délimitation dans les *Bulletins de la Société d'anthropologie* (année 1862). Je n'aurai pas l'outrecuidance d'aller contre une opinion qui a pour elle non-seulement l'autorité d'un maître, mais de bonnes raisons. Je me bornerai à faire une simple remarque.

AD

M. Broca, lorsqu'il traita cette question, s'occupait du crâne cérébral. Il cherchait à déterminer à l'extérieur la place occupée intérieurement par le cerveau, et comme cette place est en effet limitée en avant par les sinus frontaux et la voûte orbitaire, il avait complétement raison de tracer sa ligne sus-orbitaire. S'ensuit-il de là qu'il faille, lorsqu'on s'occupe de la face et non plus du cerveau, détacher une portion du frontal pour la faire passer d'un système osseux dans un autre ? Je ne crois pas, pour ma part, y être autorisé.

Cependant comme une observation de cette importance ne peut pas non plus être négligée, la première chose que j'indiquerai avant de passer outre sera la différence qui existe chez les diverses races dans les dimensions de cette partie faciale du frontal.

Je me suis servi pour ce calcul des mesures prises par mon excellent collègue et ami, M. le docteur Topinard, dans son remarquable *Mémoire sur le prognathisme*. M. Topinard a mesuré séparément la hauteur verticale du point nasal et celle du point sus-orbitaire au-dessus du plan condylo-alvéolaire considéré comme horizontal. En comparant ces deux éléments, j'ai obtenu par soustraction la distance moyenne, en projection et non réelle, du point nasal au point orbitaire, distance qui varie entre 24,34 et 15,95.

Ce sont les Esquimaux chez lesquels cette distance est la plus considérable. Viennent ensuite les Tasmaniens, les Guanches, les Néo-Calédoniens, les Malais et Javanais, les Lapons. Chez le vieillard de Cro-Magnon, la distance est égale à celle qui existe chez les Lapons (22) et de très-peu plus forte que celle constatée chez les Parisiens de la fosse commune du cimetière de l'Ouest, conservés à la Société d'anthropologie (21.35). Elle va toujours en diminuant chez les nègres, les Arabes, les races jaunes, les Basques, les Égyptiens anciens, pour arriver enfin à son minimum chez les Auvergnats (15).

Cette gradation, que j'ai relevée dans un tableau que je compléterai, serait sans doute modifiée si le nombre des crânes de chaque race était le même, condition sans laquelle la comparaison des moyennes est toujours un peu défectueuse; telle qu'elle est cependant, elle permet de considérer le plus grand écart comme un signe d'infériorité, mais ce signe ne peut être concluant que s'il accompagne un front fuyant et surbaissé. On comprend alors que l'étendue des sinus frontaux concourt à diminuer la place occupée dans la boîte crânienne par les lobes antérieurs du cerveau, et j'en conclus que s'il y a à rapporter la distance naso-sus-orbitaire à une autre mesure crâniométrique, c'est à celle du frontal plutôt qu'à celle de la face; cet espace restera donc pour moi un terrain neutralisé et sur lequel je n'entrerai plus.

II.

Cherchons maintenant la hauteur du point nasal, le plan condylo-alvéolaire étant considéré comme base. Cette hauteur (qu'il ne faut pas confondre avec la longueur de la ligne naso-alvéolaire qui serait une oblique) est variable sur une assez vaste échelle. Je ne veux pas charger ce très-succinct résumé de tableaux qui le rendraient illisible. Je me bornerai donc, comme je l'ai fait tout à l'heure, à donner les chiffres extrêmes et à formuler quelques observations.

Nous trouverons encore cette fois en tête de la série les Esquimaux (77.16), dont les échantillons peu nombreux malheureusement que nous possédons sont remarquables par le développement de la face dans tous les sens. Puis immédiatement après eux viennent les Auvergnats. La série précédente recommence presque exactement en sens inverse et elle se termine par les Tasmaniens, dont la hauteur faciale est de 61.80, de très-peu supérieure à celle du chimpanzé adulte (60) qui fait partie du laboratoire d'anthropologie.

J'ai dit que cette nouvelle série décroissante était presque l'inverse de la précédente. Il y a bien cependant quelques différences. Le vieillard de Cro-Magnon s'y trouve entre les deux groupes de Bas-Bretons et de Bretons-Gallots (71). Les Lapons (64) sont rejetés à la fin. Les Arabes (70.28) s'y rapprochent davantage des Égyptiens de la XVIIIe dynastie, mais les Parisiens (Ouest) s'y montrent encore tout près des nègres d'Afrique (côte occidentale), avec lesquels ils ont d'ailleurs d'autres points d'affinité (68.52-67.47).

On pourra peut-être remarquer que, sur le vivant, ces différences sont en réalité peu de chose et qu'elles sont en partie compensées par le développement du maxillaire inférieur. Cela est vrai et cette remarque même est significative. Le maxillaire inférieur développé aux dépens de la face est un signe distinctif de l'animalité, et s'il y a de ces maxillaires monstrueux chez l'homme, c'est surtout chez les Néo-Calédoniens et chez les Européens qui, par une cause inconnue, s'en rapprochent, qu'on les rencontre. Il est donc permis de tirer de cette étude de la hauteur propre de la face cette déduction que plus elle est courte, plus la distance naso-sus-orbitaire est grande, plus la mâchoire inférieure est volumineuse, plus enfin le type est inférieur.

Un seul de ces caractères constaté sur un débris crânien autorise à présumer d'une façon générale dans ce sens, sauf les cas dans lesquels cette première appréciation paraît être corrigée par l'examen du diamètre bizygomatique.

III.

Un caractère ne doit pas être, en effet, considéré isolément. Il peut se trouver des faces à la fois hautes et larges, courtes et larges, etc. C'est pour les ramener à une règle uniforme, qu'il est nécessaire de calculer l'indice facial. C'est aussi ce que nous allons faire dès que nous aurons indiqué les limites entre lesquelles oscille le diamètre bi-zygomatique.

C'est chez les Mongols et Kalmoucks (races jaunes), que ce diamètre est le plus considérable. Il atteint chez eux 139mm. Les Chinois (même race) ne dépassent pas 135. Les Esquimaux, les Lapons et les Guanches viennent ensuite (138), puis les Néo-Calédoniens (137), les Auvergnats (135), les Bas-Bretons, les Bretons-Gallots, les Esthoniens, les Basques, les Croates, les Malais-Javanais, les Parisiens du cimetière de l'Ouest (132). Les nègres d'Afrique, les Égyptiens, les Corses, les Tasmaniens, continuent la série que terminent les Hottentots et les Basques, marqués Velasco, du musée de la Société d'anthropologie (121).

Nous pouvons donc maintenant déduire de ces deux dimensions : hauteur et largeur de la face, l'indice facial, c'est-à-dire le rapport entre la hauteur de la face et sa largeur ramenée à 100. Je crois devoir donner ici le tableau de cet indice chez les différentes races étudiées.

Tableau de l'indice facial chez quelques races humaines.

Basques (Saint-Jean-de-Luz)	66.76	Malais-Javanais	52.31
Basques (Velasco)	61.98	Nègres d'Afrique (côte orientale)	52.30
Auvergnats	56.32	Parisiens (cimetière de l'Ouest)	51.99
Esquimaux	55.90	Basques (Guipuzcoa) Hottentots Namaquois	51.59
Égyptiens (XVIIIe dynastie)	55.80	Nègres d'Afrique (côte occidentale)	51.50
Corses	54.74	Nubiens	50.91
Bretons-Gallots	54.33	Esthoniens	50.50
Ouoloffs	53.93	Croates	50.15
Races jaunes (en bloc)	53.53	Kalmoucks	49.68
Egyptiens anciens (série Schneff)	53.46	Néo-Calédoniens	48.59
Bas-Bretons	53.27	Tasmaniens	48.28
Syriens	53 »	Lapons	46.44
Mérovingiens (de Chelles)	52.35		

Comme on le voit par ce tableau, les indications fournies par la hauteur seule de la face, quoique modifiées, conservent toujours une certaine valeur. Ici, comme précédemment, les Auvergnats, les Esquimaux, tiennent la tête de la colonne, et les Néo-Calédoniens, les Tasmaniens et les Lapons sont rejetés à la fin, les Parisiens sont restés voisins des nègres. Il n'y a que les Basques (deux séries sur trois) qui, cette fois, dépassent tous les autres groupes grâce à une remarquable hauteur de la face et à l'étroitesse relative des arcades zygomatiques. Les Corses, qui présentent ce même caractère, sont aussi placés dans les faces longues, et sans vouloir faire de ce type de faces longues un signe de supériorité, on ne peut méconnaître que les faces courtes qui sont en bas de notre échelle sont aussi sur les derniers degrés de celle de l'humanité.

IV.

Mais la face ne s'étend pas seulement en largeur et en hauteur, elle s'étend aussi en profondeur. Elle est limitée en haut par la base du crâne formée par le sphénoïde et l'ethmoïde, et en bas par la voûte palatine. Les caractères que nous avons déjà énumérés doivent influer sur les dimensions de l'angle inscrit entre les deux côtés que nous venons de nommer, et dont le sommet sera dans un point situé à leur rencontre.

Or, sur le crâne, ce point commun est le basion duquel nous pouvons tirer deux lignes idéales joignant, l'une le point nasal, l'autre le point alvéolaire. Mais la ligne tirée du basion au point alvéolaire n'est pas horizontale, le basion étant toujours au-dessus du plan condylo-alvéolaire. Si nous mesurions directement la distance du bord alvéolaire au basion, nous formerions, avec la verticale qui nous a servi à mesurer la hauteur de la face, un angle aigu. Or, pour les conséquences que je cherche à tirer de la construction du triangle facial interne, il est besoin que cet angle soit droit. Je mesure donc la longueur basion point alvéolaire, mais cette longueur projetée sur le plan condylo-alvéolaire.

Pour cela je me sers d'un instrument qui n'est autre que la planchette du crâniophore Topinard appropriée à son nouvel usage, c'est-à-dire réduite dans sa longueur et munie d'une tige rigide à l'extrémité postérieure du coulisseau qui, par son glissement, permet d'en modifier les dimensions. De cette tige à la pointe de la lame mince qui doit venir affleurer le point alvéolaire, l'instrument mesure 80 millimètres, distance minima sur les crânes d'adultes entre les deux points qu'il s'agit de réunir. Le coulisseau, en sortant de sa rainure, permet de lire sur une échelle millimétrique les distances plus longues qui n'atteignent que très-rarement 120 millimètres.

Le relevé de cette mensuration présente encore et toujours les Esquimaux en tête de la série (108.40). Ils sont suivis par les Néo-Calédoniens, par les Ouoloffs et les Nègres d'Afrique (106,105), par les Namaquois, les Esthoniens, les Tasmaniens. Les Bretons-Gallots ont une distance basilo-alvéolaire plus grande que les Bas-Bretons (99.10 ; 94.30). Ce dernier chiffre est à peu près celui qu'on trouve chez les Parisiens du cimetière de l'Ouest et les Mérovingiens de Chelles. Les Auvergnats viennent ensuite. Les Malais-Javanais et les races jaunes ont la même longueur (98), et les groupes qui ont la moindre longueur basilo-alvéolaire sont les Basques et les Corses (91).

L'allongement de la base palatine de la face nous apparaît donc comme un nouveau signe d'infériorité. Elle coïncide souvent, mais pas invariablement, avec le prognathisme maxillaire supérieur. Pour juger des cas où ces deux formes marchent ensemble, il faut voir sur le crâne diminuer la ligne naso-basilaire, en même temps que la ligne alvéolo-basilaire devient plus grande.

J'ajouterai qu'en général, dans les groupes où cette ligne est très-longue, l'arcade dentaire est rétrécie, ce qui fait ressembler très-exactement le palais à celui des simiens. Dans le cas contraire, le palais est plus court, plus arrondi ; il arrive cependant, comme chez les Mongols, que le palais étant encore assez vaste, la distance entre son bord postérieur et le trou occipital est fort réduite, et que le sphénoïde se joint à l'ethmoïde par un très-brusque ressaut. On dirait que cette partie de la base du crâne a été refoulée comme si l'on avait pressé d'une part sur la face, d'autre part sur l'occiput. Cette forme se retrouve sur tous les sujets orthognathes.

V.

La seconde ligne que nous menons du basion au point nasal n'a point été encore mesurée par moi sur tous les crânes que j'ai eus à ma disposition. Les résultats que je consignerai ici seront donc moins complets que les précédents, déjà si incomplets. Cependant, je ne puis passer sous silence ceux que j'ai recueillis.

Les Esquimaux tiennent toujours la première place avec une longueur basilo-nasale égale, à une fraction près, à la longueur basilo-alvéolaire (108.40 ; 108.60), viennent ensuite les Néo-Calédoniens, qui sont dans le même cas, puis les Syriens, chez lesquels la nouvelle ligne est plus longue que la précédente (105, 94) ; les nègres d'Afrique, chez lesquels elle est plus courte (104, 106). La ligne basilo-nasale la plus courte se trouve chez les Namaquois (94). Chez les Parisiens, elle est plus longue que la ligne basilo-alvéolaire (101, 95). Toutes deux sont égales dans les races jaunes. Il y a une petite différence en moins pour celle que nous étudions en ce moment chez les Malais-Javanais (96, 98).

En comparant ces deux lignes l'une à l'autre on voit qu'elles sont, en thèse générale, assez rapprochées. On peut, comme je le disais tout à l'heure, inférer de la diminution de l'une et de l'augmentation de l'autre la ligne basilo-alvéolaire que la face est prognathe, mais on n'en peut être bien assuré qu'à la condition de faire intervenir le troisième facteur, la hauteur de la face, et c'est ce que je vais faire en construisant le triangle facial dont j'ai parlé au début de ces lignes.

VI.

On peut construire ce triangle de deux manières :

La première, en traçant sur le papier deux lignes parallèles distantes entre elles de la hauteur de la face. D'un point quelconque de la ligne inférieure, point qui représentera le basion, on reportera sur cette ligne la longueur basilo-alvéolaire et on coupera la seconde au moyen d'un arc de cercle dont le rayon sera la longueur basilo-nasale. En réunissant les points ainsi obtenus, on aura le triangle cherché.

La seconde manière consiste à élever sur une ligne de base, une perpendiculaire d'une hauteur égale à celle de la face, puis à prendre le sommet de cette ligne comme centre, et à décrire un arc de cercle d'un rayon égal à la longueur basilo-nasale, arc qui coupera la ligne de base en un point d'où on reportera sur cette même ligne la longueur basilo-alvéolaire.

Les deux triangles ainsi obtenus sont identiques, mais la première construction doit être préférée dans les cas où l'on voudrait superposer plusieurs triangles représentant des groupes différents. Le basion sera alors commun à tous ces triangles, et la ligne faciale de chacun des groupes indiquera par l'angle qu'elle formera au point nasal avec la ligne basilo-nasale, le plus ou moins d'étendue du prognathisme facial.

Dans la seconde construction, ce prognathisme pourra être mesuré linéairement sur la ligne de base. Ce sera la longueur située en avant de la perpendiculaire élevée sur cette ligne. Ce sont les Malais, les Esquimaux, les nègres d'Afrique, les Néo-Calédoniens et les Tasmaniens qui sont les plus prognathes de nos séries. Ce résultat concorde avec ceux obtenus par M. Topinard ; ils n'en diffèrent qu'à l'égard des Esquimaux, que cet anthropologiste place un peu moins près des nègres.

Il m'a semblé que ce triangle, d'après les facilités que présente sa construction, pouvait rendre quelques services. Il n'exige aucune mesure d'angles. On peut, si on le veut, les mesurer ensuite sur le dessin. Il est dans la coupe médiane du crâne et peut servir, avec quelques mesures complémentaires, comme point de départ d'un tracé géométrique de cette coupe. L'un de ses sommets, le basion, mérite d'être considéré comme le centre autour duquel peut être établi ce tracé, et quoique le triangle manque d'une exactitude rigoureuse puisqu'il repose sur cette fiction que le basion est situé sur le plan condylo-alvéolaire, il n'est pas beaucoup plus inexact que la plupart des triangles et des quadrilatères usités jusqu'ici. S'il ne donne qu'une vue approximative de la surface occupée en profondeur par la face, il permet la comparaison de cette surface chez les différentes races, abstraction faite des sinuosités que ses contours externes et internes peuvent présenter, et c'est cette dernière comparaison que je lui demanderai de nous fournir.

Tableau de la superficie du triangle facial interne.

Esquimaux	41.82	Egyptiens (XVIIIe dynastie)	33.35
Ouoloffs	37.86	Bas-Bretons	33.27
Nègres d'Afrique (côte orientale)	35.73	Guanches	33.14
Auvergnats	35.54	Nubiens	32.59
Races jaunes	35.45	Namaquois	32.56
Nègres d'Afrique (côte occidentale)	35.15	Basques	31.85
Egyptiens anciens	34.87	Syriens	31.69
Néo-Calédoniens	34.62	Parisiens (cimetière de l'Ouest)	31.56
Bretons-Gallots	34.53	Tasmaniens	31.51
Malais-Javanais	33.81	Croates	31.12
Egyptiens (série Schnetf)	33.53	Lapons	30.37
Esthoniens	33.41	Mérovingiens de Chelles	30.21

On voit ainsi que des Mérovingiens de Chelles et des Lapons aux Esquimaux sur lesquels ce triangle est le plus étendu, il y a une différence de plus de 1,100 millimètres carrés, que cette différence n'est plus que de 500 millimètres carrés entre les mêmes groupes et les Auvergnats, et enfin que la moindre surface du triangle facial se trouve chez les Namaquois, Basques, Syriens, Parisiens, Tasmaniens et Croates qui terminent, avec les Lapons et les Mérovingiens, la série.

J'arrêterai ici cette communication en regrettant de n'avoir eu ni le temps ni les moyens de la rendre plus démonstrative et, par suite, plus utile. Ce dernier paragraphe, surtout, demanderait à être complété par la comparaison du volume de la face et de celui de la partie cérébrale du crâne, travail long et pénible que j'entreprendrai peut-être un jour.

LILLE — IMPRIMERIE DANEL.

ASSOCIATION FRANÇAISE

POUR L'AVANCEMENT DES SCIENCES

EXTRAIT DES STATUTS ET RÈGLEMENT

Votés par l'Assemblée générale du 27 août 1874.

STATUTS.

Art. 4. — L'Association se compose de membres fondateurs et de membres ordinaires; les uns et les autres sont admis, sur leur demande, par le Conseil.

Art. 5. — Sont membres fondateurs les personnes qui auront souscrit à une époque quelconque une ou plusieurs parts du capital social : ces parts sont de 500 francs.

Art. 7. — Tous les membres jouissent des mêmes droits. Toutefois les noms des membres fondateurs figurent perpétuellement en tête des listes alphabétiques, et les membres reçoivent gratuitement pendant toute leur vie autant d'exemplaires des publications de l'Association qu'ils ont souscrit de parts du capital social.

RÈGLEMENT.

Art. 1er. — Le taux de la cotisation annuelle des membres non fondateurs est fixé à 20 francs.

Art. 2. — Tout membre a le droit de racheter ses cotisations à venir en versant une fois pour toutes la somme de 200 francs. Il devient ainsi membre à vie.

La liste alphabétique des membres à vie est publiée en tête de chaque volume, immédiatement après la liste des membres fondateurs.

Les souscriptions sont reçues :

Au Secrétariat, 76, rue de Rennes;

Chez M. Masson, *trésorier*, 17, place de l'École-de-Médecine.

Les souscriptions des membres fondateurs peuvent être versées en une seule fois, ou en deux versements de chacun 250 francs.

LILLE. — IMP. DANEL.

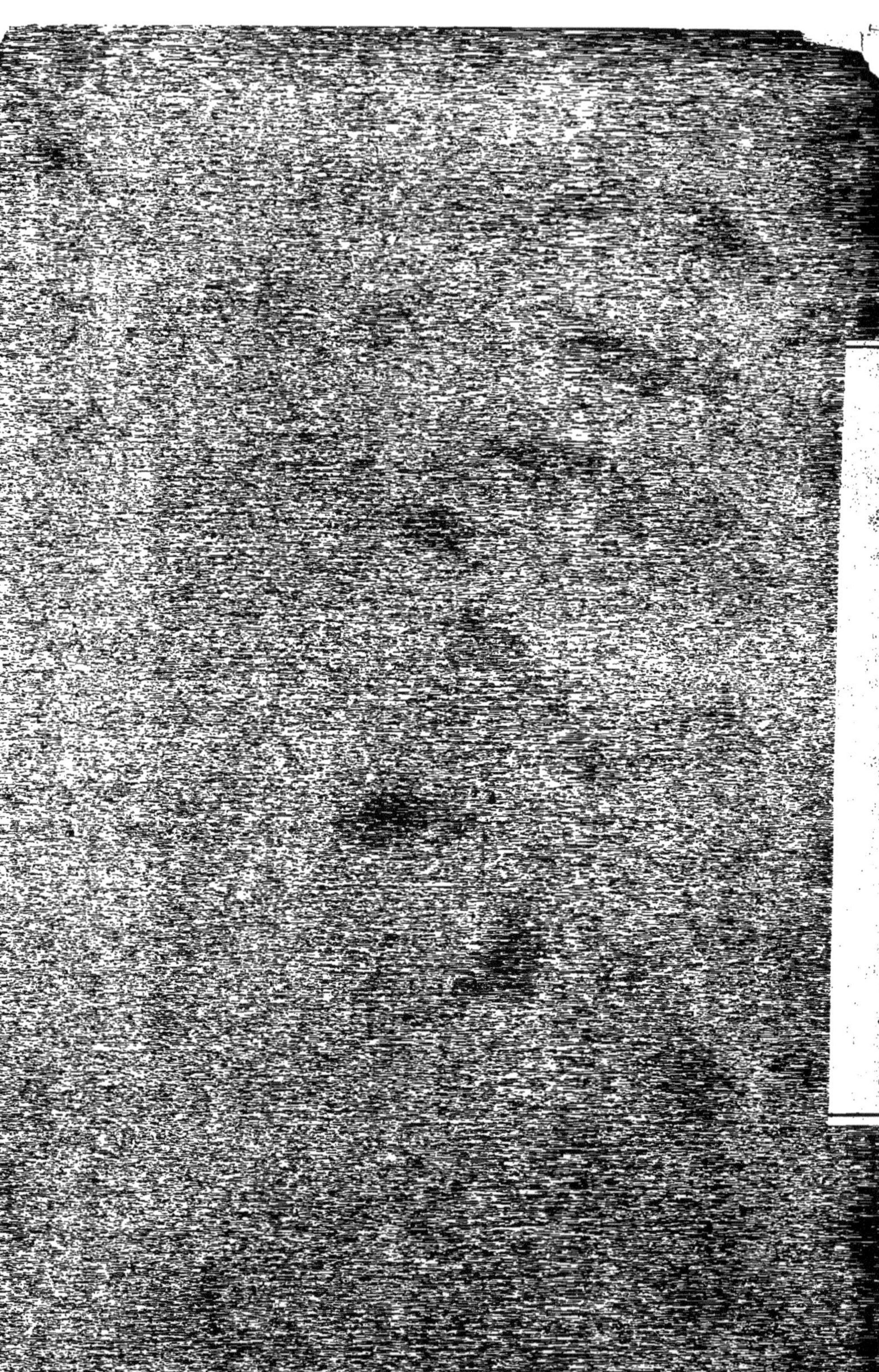

www.ingramcontent.com/pod-product-compliance
Ingram Content Group UK Ltd.
Pitfield, Milton Keynes, MK11 3LW, UK
UKHW021041200726
13857UKWH00005B/1849